AF500280

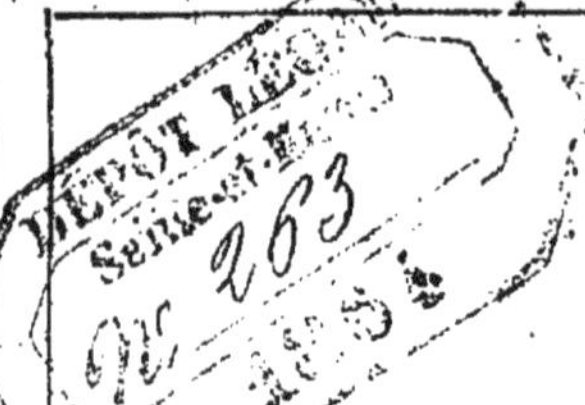

NOTICE

SUR

LES EAUX

SULFURO-CALCIQUES FROIDES

De THIEUX (Seine-et-Marne)

PAR

B. DREYFUS

Docteur en médecine, chevalier de la Légion-d'Honneur; ancien médecin de l'ambassade de France à Saint-Pétersbourg; médecin de l'Académie de Saint-Pétersbourg; ancien président et membre des Sociétés médico-pratique et médico-chirurgicale de Paris; ancien Médecin des bureaux de bienfaisance; Membre correspondant de l'Académie royale de médecine de Madrid et de la Société physico-médicale de Florence, etc.

Non est vivere, sed valere, vita.
MARTIAL, Ep. 70.

MEAUX

IMPRIMERIE JULES CARRO

1864

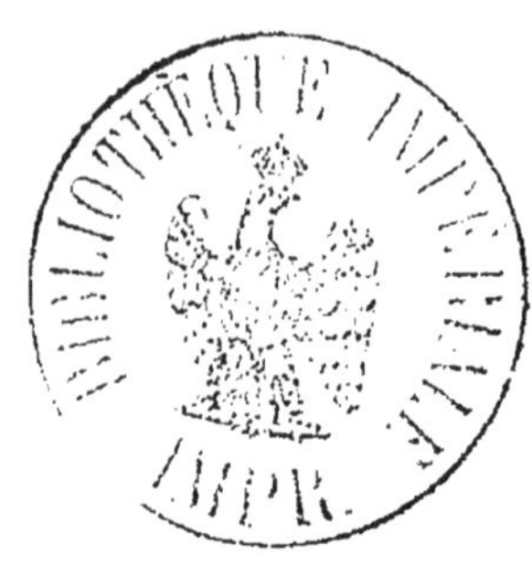

NOTICE

SUR LES

EAUX SULFURO-CALCIQUES

FROIDES

DE THIEUX (SEINE-ET-MARNE)

NOTICE

SUR

LES EAUX

SULFURO-CALCIQUES FROIDES

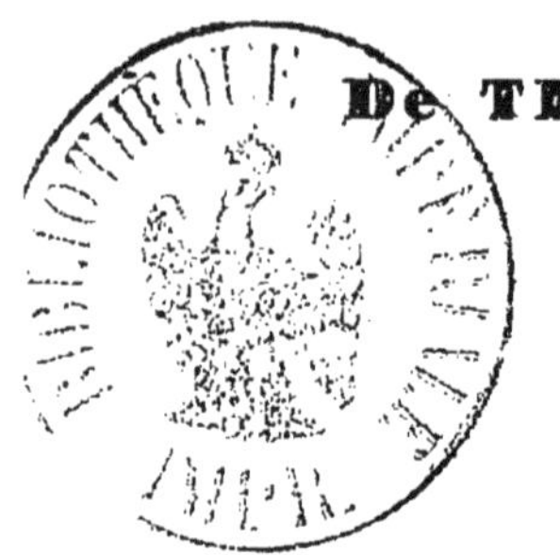

De THIEUX (Seine-et-Marne)

PAR

B. DREYFUS

Docteur en médecine, chevalier de la Légion-d'Honneur ; ancien médecin de l'ambassade de France à Saint-Pétersbourg ; médecin de l'Académie de Saint-Pétersbourg ; ancien président et membre des Sociétés médico-pratique et médico-chirurgicale de Paris ; ancien Médecin des bureaux de bienfaisance ; Membre correspondant de l'Académie royale de médecine de Madrid et de la Société physico-médicale de Florence, etc.

Non est vivere, sed valere, vita.
MARTIAL, Ep. 70.

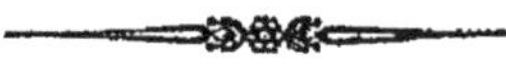

MEAUX

IMPRIMERIE JULES CARRO

1864

NOTICE

SUR LES

EAUX SULFURO-CALCIQUES

FROIDES

DE THIEUX (SEINE-ET-MARNE).

La découverte de la source de Thieux est de toutes les conquêtes faites récemment par l'hydrologie médicale, celle qui intéresse le plus directement la population de Paris et celle des départements groupés autour de la Seine et de la Marne. Prête à rivaliser, à tous égards, avec les eaux sulfuro-calciques les plus renommées, et, sous bien des rapports, avec les meilleures sources sulfurées des Pyrénées, cette station nous offrira, à une distance insignifiante, une grande partie des bénéfices qu'un voyage long, fatigant et dispendieux pouvait seul donner jusqu'alors. C'est là un bienfait considérable, et il serait difficile d'en exagérer l'importance. Aussi sommes-nous assuré de faire une œuvre bonne et utile en réunissant les principaux renseignements relatifs à Thieux et à sa source sulfurée, et en appelant sur elle la sérieuse attention de nos confrères et des malades.

Voici d'abord quelques données historiques et archéologiques sur Thieux et les localités voisines : Dammartin, Juilly, Nantouillet, Compans, extraites des notes historiques sur le département de Seine-et-Marne, recueillies par l'abbé F.-A. Denis, chanoine de Meaux, bibliothécaire-archiviste de la Société d'agriculture, sciences et arts, etc., et qu'il a eu l'extrême bienveillance de nous communiquer.

NOTICE

HISTORIQUE ET ARCHÉOLOGIQUE

SUR

THIEUX, DAMMARTIN, JUILLY, NANTOUILLET ET COMPANS.

THIEUX.

Le village de Thieux, et les localités qui l'environnent, appartenaient autrefois à cette partie de l'Ile-de-France, qui se nommait la France proprement dite : de là le nom de Thieux-en-France. Un grand chemin, partant de la voie romaine de Meaux à Paris, au village de Saint-Mesmes, traversait Thieux et se dirigeait vers Villeneuve-sous-Dammartin. Aujourd'hui, Thieux est traversé par deux voies de grande communication qui se relient à des routes départementales, situées à quelque distance ; le chemin de fer de Paris à Soissons passe à l'entrée du pays. Ce village est à 30 kilomètres de Paris, à 5 de Dammartin, à 2 de Juilly, à 2 de Nantouillet et à 500 mètres de Compans. Il se trouve à 90 mètres au-dessus du niveau de la mer. La population est de 500 habitants.

Thieux est agréablement placé sur la rive gauche de la Biberonne. Cette petite rivière y fait tourner deux moulins. La commune de Thieux se partage en deux villages distincts : le premier, du côté de Juilly, se nomme les *Trois-Villes*, le second conserve le nom de Thieux ; entre ce double village est le grand parc du château.

Des souvenirs historiques fort intéressants se rattachent à cette petite localité. Dans les limites que nous devons nous prescrire, il ne nous est permis que de donner la suite des seigneurs, qui possédèrent ce fief durant l'espace de près de huit-cents ans. Le premier nom seigneurial que nous rencontrons est celui de Pomponne. La maison de ce nom posséda, outre le fief de Pomponne, qui fut son berceau, celui de Montjay-la-Tour, dont le château était si redoutable, celui de Crécy-en-Brie, celui de Ver-sous-Dammartin et enfin celui de Thieux. Nous trouvons investis de cette seigneurie, Raynaud, en 1162 ; Jean, en 1182 ; Hugues de 1207 à 1224 ; Nicolas, en 1260 ; Raynaud, en 1280, dont la fille, Marie, épousa Adam de Chamigny (1304).

Vint ensuite la famille des Essarts. Il est facile de présenter la série exacte des seigneurs de ce nom.

Philippe Ier, maître-d'hôtel du roi, maître des comptes

extraordinaires, puis capitaine du château de Meaux, jusqu'à 1361 ;

Philippe II, maître-d'hôtel du roi et conseiller au grand conseil. Son fils aîné, Pierre, joua un très-grand rôle dans les troubles qui agitèrent la France : sous Charles VI ; grâce à son ardeur et à son ambition, il parvint à réunir sur sa tête plusieurs charges importantes, celle entre autres de grand bouteillier de France : il fut aussi nommé prévôt de Paris. On sait quelle fut sa chute et quelle mort lui fut réservée en 1414 ;

Antoine premier du nom, fils du précédent et frère de Pierre, partagea les faveurs de celui-ci : mais aussi il fut entraîné dans la disgrâce. C'est lui qui fit élever, à l'entrée de la cathédrale de Paris, la grande statue de saint Christophe que l'on démolit peu d'années avant la grande révolution ;

Philippe III devint maître-d'hôtel du duc de Bourgogne, puis bailli de Meaux, et maître des eaux et forêts de France.

Antoine II, bailli de Meaux, et maître des eaux et forêts de France, †, 1494 ;

Antoine III ;

Claude, maître-d'hôtel du dauphin, échangea la terre de Thieux pour celle de Sormery, en Bourgogne.

Tristan, marquis de Rostaing, d'une famille noble du Forez, acheta alors le fief de Thieux ; il prit part aux guerres de la Ligue. Il était chevalier des ordres du roi, et gouverneur de Melun : il soutint, dans cette ville, deux siéges contre les ligueurs et fut nommé maréchal de France en 1589, †, 1591 ;

Charles, marquis de Rostaing, chevalier des ordres du roi, †, 1660 ;

Louis-Henri, comte de Rostaing et baron de Brou, †, 1679 ;

Marguerite-Renée de Rostaing hérita de son frère, qui était mort sans enfants ; elle était alors veuve de Henri de Beaumanoir, marquis de Lavardin ; †, 1690.

Henri-Charles de Beaumanoir, lieutenant-général au gouvernement de la Haute et Basse-Bretagne, ambassadeur extraordinaire à Rome, où il obtint si peu de succès ; †, 1701.

Emmanuel-Henri de Beaumanoir, marquis de Lavardin, lieutenant-général en Basse-Bretagne, devint colonel de cavalerie ; il mourut à la bataille de Spire, en 1703, âgé de 17 ans.

Marie-Anne-Romaine de Beaumanoir, duchesse de Chaulnes, puis de Luynes, hérita de la terre de Thieux qu'elle vendit en 1717.

Jean-Jacques Michau, marquis de Montaran, conseiller au parlement de Paris ; c'est lui qui fit bâtir le château actuel, vers l'année 1725.

Jacques-Jérôme Michau de Montaran, conseiller au parlement de Paris et intendant du commerce ; †, 1781.

Jacques Michau de Montaran, intendant au commerce, établit, dans les caves de son château, une manufacture de toiles indiennes ; ce fut lui qui vendit la terre de Thieux à la famille Gibert.

Parmi les traits historiques que rappelle le village de Thieux il en est un, déjà signalé il y a quelques années, et que nous devons reproduire. Ce fut à Thieux que l'armée du roi Charles VII (1429) après le sacre de ce prince, se trouva de nouveau, en présence des Anglais, maîtres de nos contrées.

Le roi alla camper à Lagny-le-Sec. Son avant-garde prit ses quartiers à Dammartin. C'était à quelque distance que le duc de Bedford était allé attendre Charles VII. Le général anglais s'était placé à l'est du village de Mitry, à l'entrée du plateau qui s'étend jusqu'à la Biberonne, par conséquent vis-à-vis de Thieux. Il s'y était fortement retranché. Le samedi 13 août, Charles VII arriva à Thieux de grand matin et rangea ses troupes sur les bords de la petite rivière. Plusieurs officiers, entre autres le brave La Hire, Etienne de Vignoles, se détachèrent de l'armée pour aller reconnaître les positions de l'ennemi. Leur rapport fut que le front du camp anglais était hérissé de pieux et de palissades ; que d'ailleurs la situation était des plus avantageuses et qu'il y aurait témérité à s'exposer dans de telles conditions. Voici touchant ce fait l'extrait d'un historien du temps, le héraut Berry :

« Le duc de Bethefort fist savoir au roy que s'il vouloist « bataille, que il le recevroist. Et lors incontinent les lettres « reçues des héraulx, le roy se partist et vinst à Lagny-le- « Sec et laissa son avant-garde à Dammartin, et le duc de

« Bethefort estoit à tout son ost (camp) à Mitry-en-France, « et escarmouchèrent les coureurs françois et anglois, « tout le jour sur une petite eau à ung village que on ap- « pelle Thieux, et sur le vespre de ce jour, se partist le « duc de Bethefort à tout son ost et s'en alla à Louvres, et « le roi de France et son ost estaient à Crépy et l'avant- « garde à Baron. »

Un poëte de la même époque, mais qui était du parti anglais, Martial d'Auvergne, s'exprime en ces termes :

« Après le roi vint à Crespy
Et seut de vray que les anglois
Si estoient venus à Mictry
Pour lors combattre les François.

Là les batailles se dressèrent,
Tant d'ung côté comme de l'autre,
Et si près en avant marchèrent,
Qu'ilz s'entrévéoient bien l'ung l'autre.

Les escarmoucheurs et coureux
Si venoient courir à puissance
En ung villaige nommé Thieux,
Joignant du dict Mitry en France.

Là, au-devant du dict villaige
Se tindrent un jour tout parfaict
Sans frapper ne porter dommaige
Et ne firent riens en effet.

Le duc de Bethefort se tira
A Senlis et y fut logier
Et le feu roy se retira
A Crespy pour soy hébergier.

Il n'y eut point d'engagement décisif. Tout se borna durant la journée à quelques escarmouches sur les bords de la rivière. Charles VII songea donc à la retraite et s'en retourna à Crépy-en-Valois.

C'était douze jours plus tard, le 25 août, qu'il devait s'emparer de Saint-Denis.

On ne saurait s'imaginer quel vif intérêt, quel touchant enthousiasme, excita parmi les populations du comté de Dammartin et des environs, la présence inattendue du roi. Il y avait plus de huit ans que les Anglo-Bourguignons s'étaient rendus maîtres de l'Ile-de-France et qu'ils y faisaient sentir la rigueur de leur odieuse domination. On avait perdu l'espoir de voir revenir le fils de Charles VI, refugié depuis cette époque de l'autre côté de la Loire.

Mais les regards se fixaient particulièrement sur la vierge de Domremy, la Pucelle d'Orléans. C'était à elle que s'adressait une grande part de ces témoignages de joie populaire. « Il était admirable en effet de la voir « armée de pied en cap et tenant son étendard, chevau- « cher d'un áir si doux, si humble et en même temps si « courageux, semblable à un ange tutélaire du royaume. » « Tout le pauvré peuple criait : Noël! et pleurait de joie

« et de liesse : laquelle chose la Pucelle considérant, et « qu'ils venoient au devant du roy en chantant le *Te* « *Deum laudamus* avec aucuns répons et antiennes, elle « dit au chancelier de France, archevesque de Rheims, « et au comte de Dunois : « En nom Dieu, voicy ung bon « peuple et dévost, et quand je devrais mourir, je vou- « drais bien que ce fust en ce pays. »

Aussi, le passage de la Pucelle d'Orléans, à Thieux, a-t-il laissé des traces dans le souvenir des habitants. Des vieillards rapportaient encore, il y a quelque temps, sur le récit de leurs ancêtres, que l'héroïne d'Orléans avait un jour paru tout armée sur les bords de la Biberonne et dans leur village. De plus, on montrait dans l'église du côté du midi, dans la travée qui fait suite à celle du clocher actuel, une petite porte par laquelle elle était entrée pour faire sa prière. Cette porte avait reçu depuis le nom de porte de Jeanne-d'Arc. Une croix de pierre et élégamment sculptée, œuvre du xve siècle, paraît avoir été érigée sur le chemin, tout près de la source sulfureuse, comme un monument du fait que nous rapportons.

Il ne reste plus rien de l'ancien manoir féodal des Pomponnes, des Essarts et des Rostaings. Le château actuel, élevé dans la première moitié du xviiie siècle, d'après les dessins du célèbre Boffrand, offre dans son ensemble une régularité parfaite. Il est terminé par une toiture pyramidale. Un caractère propre à cet édifice, c'est qu'il est bâti dans les fossés de l'ancien château-fort, dont le terre-plein forme terrasse et s'appelle la Cour-Verte : c'est un gracieux parterre disposé entre les anciens fossés. Il s'encadre dans une balustrade en pierre qui sert de prolongement aux murs de contrescarpe et aux demi-bastions des quatre extrémités. Deux ponts conduisent au terre-plein et par là au perron principal. D'après cette nouvelle disposition, le château a été reculé sur un point plus élevé du parc. L'œil est plus satisfait : du côté de l'ouest il s'étend sur la vaste plaine située entre Thieux et Mitry. Du côté opposé, il s'arrête à l'extrémité de la grande avenue du parc sur le village de Montgé, placé à mi-côte d'une colline assez éloignée au milieu de riches plantations. De plus, l'architecte trouvait le moyen d'élever deux caves l'une sur l'autre : celle qui est supérieure servant de cuisine, d'office, etc. Ce qu'il y a de vraiment remarquable dans le château de Thieux, c'est la simplicité et en même temps la beauté de la distribution de tous les appartements à leurs divers étages. Cet édifice ne peut être assez apprécié sous ce rapport.

L'église de Thieux, construite vers le commencement du XVIe siècle, est peut-être la plus ornée de tous les édifices de ce genre dans le diocèse de Meaux. On y admire de beaux marbres, des boiseries très-richement scupltées et qui proviennent d'une ancienne chapelle dédiée à saint Louis ; et surtout une collection de tableaux : nommons en particulier celui de la sainte famille peint par Lahyre et celui de l'adoration des mages qui est un original de Lebrun.

Tous ces objets d'art sont dus à la pieuse générosité

du château et des familles les plus notables de la paroisse.

DAMMARTIN.

La petite ville de Dammartin, chef-lieu d'un canton du département de Seine-et-Marne, est située sur une colline, à cent trente-trois mètres au-dessus du niveau de la mer; elle est traversée par une route impériale, appelée autrefois la route du sacre : car elle va de Paris à Reims; au bas de la montagne, vers le midi, est une station du chemin de fer de Paris à Soissons : cette station est placée à Saint-Mard, petit village situé entre Dammartin et Juilly. Du côté de Thieux, la ville de Dammartin paraît s'élever en amphithéâtre : un grand nombre de maisons étant placées à mi-côte, elle offre l'aspect d'une grande ville, que dominent deux clochers et la couronne verdoyante des arbres, plantés sur la plate-forme de l'ancien château. On a donné diverses étymologies du nom de Dammartin : une seule nous paraît acceptable, c'est celle que présente une charte du XIe siècle : *dunum Martini :* on sait que *dunum* veut dire montagne; quand au mot *Martini*, nous laissons aux auteurs qui l'appliquent au dieu de la guerre la responsabilité de leur assertion : nous n'y voyons que la désignation d'un personnage encore inconnu. Il faut admettre toutefois qu'une situation si heureuse dût être adoptée comme lieu d'habitation par les anciens Romains (divers objets d'antiquités qu'on y a rencontrés le témoignent), et même aussi antérieurement par les Gaulois. Ceux-ci, en effet, avaient une préférence marquée pour les points élevés, pour les montagnes où il leur était facile d'établir des forteresses.

Le nom de Goëlle, ajouté à Dammartin, n'a jamais été bien interprété ; s'il désignait une étendue de pays, cette étendue était bien limitée. Une ferme du même nom est située près de la ville, du côté de Montgé, peut-être est-elle le reste d'un hameau, et, alors, on aurait dit primitivement Dammartin-et-Goëlle ; car notre petite ville, comme les communes dont nous nous occupons, a toujours été comprise dans le petit pays appelé la France.

Peu de seigneuries, aux alentours de Paris, pouvaient rivaliser pour l'importance avec le comté de Dammartin. Les fiefs les plus considérables des environs : ceux de Juilly, de Nantouillet, de Thieux, de Vinantes comptaient parmi ses mouvances. Le comte de Dammartin relevait directement du roi. On peut voir dans l'*Art de vérifier les dates*, l'histoire chronologique des comtes de Dammartin. Les faits principaux qui les concernent y sont racontés avec assez d'exactitude : à partir du XIe siècle, nous ne voyons à Dammartin que six familles seigneuriales : du commencement du XIe siècle jusqu'à l'année 1267, celle de Dammartin ; celle de Trie jusqu'au commencement du XVe siècle ; celle de Fayel, les trente-six années suivantes ; celle de Chabannes durant près d'un siècle ; et, enfin, celle de Montmorency et de Bourbon-Condé. Elles donnent une succession de quarante comtes : la biographie de la plupart de ses seigneurs appartient à l'histoire militaire de la France.

La construction du château de Dammartin répondait à l'importance de la seigneurie ; il était bâti en briques et flanqué de tours énormes. Il en reste encore une masse imposante, sur laquelle est établie une promenade circulaire, d'où l'on découvre un immense horizon.

La petite ville de Dammartin est pourvue de deux églises ; le portail de chacune est à peu près du même style, de celui du xve siècle. La première église, autrefois priorale, sous le vocable saint Jean-Baptiste, n'a qu'un commencement de nef : en revanche le chœur et le sanctuaire sont assez étendus ; on y voit dominer l'ogive du xve siècle. Celle de Notre-Dame, construite plus tard pour servir de collégiale, et qui était desservie par six chanoines, est remarquable par son chœur : il est heureusement divisé en deux parties dans sa longueur par trois colonnes d'un seul fût. Au milieu du chœur est le mausolée en pierre du fondateur, le comte Antoine de Chabannes ; il y est représenté en ronde bosse avec les vêtements de chevalier, le collier de l'ordre de Saint-Michel, un livre dans les mains et un oiseau à ses pieds. Ses armoiries apparaissent en relief sur les deux grandes faces du monument. A l'inscription gothique qui fait connaître le personnage et sa pieuse fondation, on a eu la maladresse d'en ajouter une autre qui témoigne que cette église a été rendue au culte en 1827. Signalons encore un tableau représentant la mort de saint Guillaume, archevèque de Bourges, et surtout une belle grille à l'entrée du chœur, qui est exécutée avec goût et une exquise délicatesse. Ce dernier travail est attribué à un ouvrier du pays, nommé H. Coquet.

Dammartin est doté depuis le XIIIe siècle, d'un Hôtel-Dieu qui est desservi par des filles de Saint-Vincent-de-Paul.

En 1734, le cardinal de Bissy y fonda un petit collége qui prospéra jusqu'à la révolution.

Les limites que nous nous prescrivons ne nous permettent pas de citer les nombreux personnages, dont l'illustration rejaillit sur la ville de Dammartin. La population comprend 1,800 habitants.

JUILLY.

Quel voyageur visitant l'Angleterre, n'a pas admiré les célèbres colléges d'Oxford, avec leurs cours spacieuses, leurs parcs immenses couverts d'arbres séculaires, leurs bibliothèques aussi riches que bien conservées, leurs chapelles gothiques qui n'ont rien perdu de leur somptueuse ornementation? Tous ces avantages inappréciables, vous les trouvez réunis à ceux dont jouissent les établissements français de ce genre dans une maison créée depuis deux siècles et située à quelques lieues de Paris : placé au milieu des riches plaines de l'Ile-de-France, le collége de Juilly présente tout ce qu'il est permis de désirer de plus favorable à l'éducation de la jeunesse : air éminemment pur, lieu paisible, agréable et toujours salubre. Les bâtiments sont très-grands et distribués de manière à isoler les différents âges, et à faire en quelque sorte plusieurs colléges dans un seul collége : des salles d'études vastes et voûtées, des dortoirs hauts et parfaitement aérés, des cours très-vastes, un parc de vingt hectares, divisé en salles de verdure par des arbres de haute futaie, et renfermant une pièce d'eau vive de deux hectares : telles sont les conditions extérieures que présente la maison de Juilly.

A la place du collége s'élevait, dès l'an 1182, une abbaye de chanoines réguliers, sous la vocable de l'Assomption ; on l'appelait Notre-Dame-de-Juilly-en-France. Un seigneur du lieu, Foucault de Saint-Denis, bâtit et dota ce monastère, est-il dit dans un discours prononcé à la distribution des prix du collége en 1838, « pour laisser après « lui un impérissable témoignage de sa piété et de sa dou- « leur, comme si Dieu avait voulu que l'origine touchante « de ce monument né de l'amour chrétien d'un père pour « son fils, pût faire pressentir, par une mystérieuse har- « monie, sa future destination. »

Une charte, datée de l'an 1277, témoigne que l'abbaye de Juilly, se trouvait alors dans un grand besoin. Plus d'un siècle après, elle fut ruinée par la guerre et l'incendie. Le titre abbatial était vacant, et le monastère n'avait pu être réédifié tant à cause des guerres et de la mortalité qui régnait dans la contrée, qu'à cause de son peu de revenu et des forteresses qui avaient été élevées aux environs.

Il reste encore à Juilly quelques monuments qui rappellent l'ancienne abbaye : ce sont plusieurs arcades qui datent de l'époque de la Renaissance ; c'est la statue d'un abbé commandataire, Nicole Dangu, évêque de Séez, et chancelier de Henri d'Albret, roi de Navarre ; une inscription funèbre rappelle que le cœur de ce prince repose en ce lieu ; enfin c'est le santuaire de l'église dont la construction accuse la fin du XVe siècle. La série la plus complète des abbés de Juilly ne présente que vingt-quatre noms. Pierre Gibier, de la congrégation de l'oratoire, était pourvu de cette abbaye, quand il s'en démit en 1637, en faveur de ses confrères. Une bulle du pape Urbain VIII, du 2 mars de l'année suivante, unit le monastère à la congrégation qui en prit possession le 3 septembre 1639. Telle fut l'origine du collége de Juilly. Peu après, le nouvel établissement recevait du roi Louis XIII le titre d'académie royale. Sous la direction des oratoriens, cette maison s'éleva bientôt à la plus haute réputation : on y comptait un grand nombre d'élèves qui appartenaient à de nobles familles de la France et de l'étranger. A l'époque de la révolution, il y avait à Juilly plus de trois-cent-cinquante pensionnaires, et environ trente pères de l'oratoire chargés des diverses branches de l'instruction.

Juilly était regardé comme le principal collége de la congrégation, et de plus, c'était un lieu de retraite dont le silence et le recueillement attirèrent successivement tous les écrivains, tous les savants illustres que l'Oratoire a produits en si grand nombre. Le souvenir de la plupart de ces personnages non moins remarquables par leurs vertus cachées que par la valeur de leurs travaux est encore vivant dans la maison de Juilly : leurs portraits y sont conservés avec soin. Des peintures qui ne sont pas sans mérite, les représentent dans leurs récréations innocentes. De plus une belle statue de marbre blanc due au ciseau de François Anguier élevée dans l'antique église, a immortalisé les traits du fondateur de la Congrégation, le cardinal de Bérulle.

Le savant bibliographe Adry a signalé dans une notice sur Juilly publiée en 1807 et en 1816, les noms des savants illustres dont la gloire doit rejaillir sur l'établissement. En 1836, le général vicomte Paultre de la Motte, qui présidait la distribution des prix disait : « Il me serait « impossible de nommer tous les élèves sortis de cette « maison qui sont parvenus au haut de l'échelle sociale « dans des carrières différentes, et que j'ai successivement « retrouvés colonels, généraux, intendants, maires de « grandes villes, préfets, conseillers d'État, présidents, « académiciens, députés, pairs de France et ministres. « Vous m'excuserez si je ne puis me défendre de quelque « partialité pour ceux qui sont devenus mes camarades « de champ de bataille, et vous n'apprendrez pas sans

« étonnement, de même que je le dis avec orgueil, qu'un « amiral, sept lieutenants-généraux et deux maréchaux de « camp des armes du génie, de l'artillerie, de l'infanterie « et de la cavalerie sont sortis du même cours. »

La providence ne permit point que le collége de Juilly subît, durant la tempête révolutionnaire, le même sort que tant d'autres établissements religieux. Dès que reparurent des jours meilleurs, les anciens Oratoriens s'empressèrent de racheter le collége et de l'ouvrir de nouveau à la jeunesse. Une ère de prospérité recommençait pour cet établissement. Juilly devenait encore le berceau d'hommes illustres, de savants distingués. Impossible d'énumérer toutes les diverses célébrités dont un grand nombre sont encore vivantes. A leur tête brille le plus éloquent des orateurs du barreau et de la tribune, M. A. Berryer.

Cependant les anciens Oratoriens disparaissaient peu à peu. Il fut réservé à MM. de Scorbiac et de Salinis qui devinrent, depuis, l'un vicaire-général d'Angoulême et le second évêque d'Amiens, puis archevêque d'Auch, de recueillir la succession des anciens Oratoriens : sous leur direction, de 1828 en 1841, et, sous celle des prêtres éminents qui les ont remplacés, l'établissement n'a cessé de prospérer. Grâce au chemin de fer de Soissons, il se trouve rapproché de Paris et nous le croyons destiné à rendre désormais des services à un plus grand nombre de familles et à étendre ainsi son influence sur la jeunesse studieuse et chrétienne.

Les dames de Saint-Louis ont, à Juilly, leur maison-mère, un pensionnat et un ouvroir.

On voyait encore, il n'y a pas longtemps, quelques restes de l'ancien château féodal de Juilly. L'un des seigneurs de ce lieu, Robert de Juilly, chevalier de Saint-Jean-de-Jérusalem parvint à la charge de grand-maître de l'ordre, en 1371. C'est à tort qu'on le nomme souvent de Juliac. Juilly a vu naître, en 1742, le général de division Hacquin (A.-H.), qui siégea au Corps législatif jusqu'en 1814.

La population de cette commune s'élève à 868 habitants.

NANTOUILLET.

L'histoire a conservé les noms d'un grand nombre de seigneurs de Nantouillet. Deux surtout sont célèbres : le premier, Charles de Melun, grand-maître de France, soutint une lutte violente contre son suzerain, Antoine de Chabannes, comte de Dammartin ; mais il ne s'agissait pas dans leur contestation de matières féodales, c'était une dispute de la faveur du roi Louis XI : c'était une lutte entre courtisans. Longtemps Charles prévalut contre son adversaire qu'il poursuivit à outrance. Cependant la fortune lui devint infidèle. Antoine de Chabannes parvint à triompher. Charles de Melun, ou *Monseigneur de Nantouillet*, comme on l'appelait alors, fut accusé faussement, en sa qualité de gouverneur de Paris, d'avoir trahi le roi. Il ne tarda pas à subir le sort qu'il avait préparé à son rival : il fut décapité!

Le second est le célèbre chancelier et cardinal, Antoine du Prat, qui fit construire le magnifique château, réduit aujourd'hui à l'état de ferme. Il est vraiment regrettable qu'à une distance si rapprochée de la capitale, un monument que les connaisseurs regardent comme un chef-d'œuvre d'architecture et de sculpture, soit ainsi abandonné. On peut lire la description détaillée qu'a donné de cet édifice M. A. de Longpérier-Grimoard. D'ailleurs, il suffit de jeter un coup-d'œil sur la grande façade, du côté du jardin, pour reconnaître la beauté et la richesse d'un édifice qui est justement attribué aux plus habiles maîtres de l'époque. « Ce qui distingue à nos yeux Nantouillet, dit l'auteur que nous citons, c'est l'unité de style qui a présidé à sa construction, unité qu'il doit à la prodigieuse rapidité avec laquelle il fut élevé. L'on y sent partout la puissante main qui l'a créé, comme aussi sa délicatesse, la pureté du goût sans doute puisées par le prince de l'église dans ses nombreux voyages d'Italie. »

L'église de Nantouillet a été construite au commencement du XVIIe siècle : elle est très-régulière. On y voyait avant la révolution un mausolée érigé en l'honneur du cardinal du Prat. Le portail est orné de colonnes corinthiennes et de statues allégoriques.

Nantouillet est à peu de distance de Juilly : le sol est à

quatre-vingt-deux mètres au-dessus du niveau de la mer.

La population est de 226 habitants.

COMPANS.

Compans-la-Ville est situé au sud-ouest de Thieux, et sur la rive droite de la Biberonne. Ce village n'a plus que le souvenir de son château d'autrefois. Le nom des premiers seigneurs connus est consigné parmi les bienfaiteurs de l'Hôtel-Dieu de Meaux, et de celui de Dammartin.

A une époque plus rapprochée, deux chanceliers de France devinrent propriétaires de cette terre, Boucherat et d'Aguesseau.

L'église a été construite en 1768, et la voûte entièrement reprise en 1857. Une foire considérable se tenait autrefois dans ce lieu, le 21 novembre de chaque année ; elle abondait en bestiaux et en denrées de toute espèce.

Compans est à quatre-vingt-un mètres au-dessus du niveau de la mer ; la population est de 277 habitants.

SITUATION

GÉOGRAPHIQUE ET CONDITIONS MÉTÉOROLOGIQUES DE THIEUX.

La situation géographique et les conditions météorologiques de Thieux ne laissent rien à désirer. Elles nous ont été communiquées par M. Budor, professeur de chimie et de physique au collége de Juilly, savant aussi modeste que bienveillant, auquel la science est redevable de la première analyse des eaux de Thieux.

« Les eaux minérales de Thieux sont situées dans une légère dépression d'une vallée de la Brie, à 30 kilomètres N. N.-E. de Paris, tout près du chemin de fer de Soissons.

« La situation géographique de cette vallée est très-avantageuse au point de vue sanitaire.

« Largement ouverte au S.-O et au N.-E, limitée au N. par une chaîne de collines qui court à l'E., l'air y circule librement sous l'action des vents de S.-O. et de N.-E. qui règnent le plus ordinairement dans le pays. Le sol qui ne présente que des ondulations peu profondes donne à cette localité des conditions climatériques régulières ; l'atmosphère y est à l'abri de ces secousses violentes qui se produisent fréquemment dans les régions montagneuses. Abrité du côté du nord par le côteau de Dammartin, Thieux jouit d'une température moyenne de dix degrés et dont les écarts extrêmes ne sont ni subits ni étendus. L'atmosphère, dans les diverses saisons de l'année, offre dans son degré d'humidité, dans sa pression et dans son état électrique des caractères assez constants et par suite propices aux tempéraments maladifs, généralement si impressionnables aux changements physiques de l'air.

« L'établissement des eaux minérales de Thieux, est placé dans le fond de la vallée de la Biberonne à 25 mètres au-dessous du niveau général du sol, lequel est élevé de 90 mètres au-dessus du niveau de la mer. Il résulte de cette altitude et de la configuration générale de la contrée que le climat jouit d'une régularité très-favorable à la santé générale. »

ANALYSE CHIMIQUE DE L'EAU MINÉRALE DE THIEUX.

L'eau minérale de Thieux a été analysée à plusieurs reprises par des savants dont le nom fait à juste titre autorité, et qui s'accordent tous à en signaler les excellentes qualités.

« Par sa richesse en principes minéralisateurs, » disait, dans un rapport très-favorable adressé au préfet de Seine-et-Marne, M. Chatin, professeur de pharmacie, membre de l'Académie impériale de médecine, etc., « par sa richesse en principes minéralisateurs, l'eau de Thieux tient une place particulière dans le cadre hydrologique, et paraît, à ce titre, appelée à remplir dans la thérapeutique une lacune regrettable. »

M. O. Henry, membre de l'Académie de médecine, s'exprime en ces termes dans un rapport présenté à cette savante société.

« L'eau de Thieux, que j'ai pu examiner sur place, me paraît dans les conditions les meilleures pour une exploitation thérapeutique. Envisagée dans sa richesse sulfureuse, elle prend rang à côté des meilleures eaux sulfurées de la chaîne des Pyrénées.

« Je ne doute pas que dans les conditions où elle se trouve, au milieu d'un beau pays, peu éloignée de la capitale, à côté d'un chemin de fer (ligne de Paris à Soissons), pouvant rapprocher les distances et favoriser les transports, elle ne soit une bonne conquête pour la médecine.

« La source de Thieux est abondante et bien captée, et l'eau qu'elle fournit peut être conservée et expédiée au loin et en bon état de conservation. Nous en avons analysé des échantillons ainsi conservés, qui ont présenté exactement la même richesse sulfureuse. »

Voici le résultat de l'analyse de M. Henry, établie sur un litre :

PRINCIPES MINÉRALISATEURS		gr.
Acide sulfhydrique libre		0,004
— carbonique libre		0,140
Sulfure de calcium		0,029
— de magnesium		traces sensibles
Bicarbonate de chaux		0,182
— de magnésie		0,171
Sulfates (calculés anhydres)	de chaux	0,251
	de magnésie / de soude	0,300
Chlorure de sodium / — de calcium		0,024
Sel ammoniacal		indiqué.
Silice, alumine		0,052
Sesquioxide de fer		0,001
Matière organique de l'humus		très-apparente

Un habile chimiste de Meaux, M. Lafrance, a également soumis à l'analyse l'eau de Thieux, et, comme M. O. Henry, il a reconnu toute la richesse des principes minéralisateurs qu'elle contient. Il termine ainsi son rapport à M. le préfet de Seine-et-Marne : « L'eau de la vallée de Thieux appartient, d'après sa composition, à la classe des eaux sulfurées calciques ; elle doit, en raison de la quantité de ses principes sulfurés, occuper un rang élevé parmi les eaux les plus sulfureuses que nous possédons, etc. »

Nous avons déjà dit que la première analyse de l'eau de Thieux a été faite par M. Budor, professeur au collége de Juilly. Nous pouvons ajouter qu'elle s'accorde entièrement avec celles qui ont été exécutées depuis lors.

M. le docteur Homolle a adressé la lettre suivante au propriétaire des eaux minérales de Thieux :

« Monsieur,

« Vous m'avez demandé d'examiner l'eau minérale, dont vous m'adressiez quelques bouteilles (eau minérale sulfureuse froide de Thieux), et de vous faire connaître le résultat de mon examen.

« Après le rapport de M. le professeur Chatin, après l'analyse si rigoureuse de M. O. Henry, corroborée par celle de MM. Budor et Lafrance, il ne pouvait m'appartenir d'autre rôle que d'étudier l'eau sulfureuse de Thieux au point de vue médical de sa stabilité, de ses propriétés organoleptiques et des avantages qu'elle pouvait présenter sous le rapport clinique.

« Voici les observations qui m'ont frappé :

« Une bouteille d'eau de Thieux, conservée en cave depuis plus d'une année, a été débouchée simultanément et comparativement avec une autre récemment puisée à la source. On n'a constaté aucune différence appréciable dans l'odeur et la saveur qui, pour l'eau conservée, n'avaient rien perdu de leur force, sans acquérir de goût désagréable, indice d'une altération quelconque.

« L'une et l'autre avaient conservé toute leur limpidité.

« Une quantité égale de chacune ayant été introduite dans un tube gradué exactement rempli et renversé dans un vase contenant la même eau, la quantité de gaz dégagé spontanément, était un peu plus faible pour l'eau conservée ; le gaz examiné était un mélange de gaz acide sulfhydrique et carbonique.

« Deux cents grammes d'eau de Thieux, évaporés dans un creuset de platine, ont laissé un résidu pesant, parfaitement sec, 0 gr. 35 cent., soit 1 gr. 70 cent. par litre d'eau, dans lequel j'ai constaté la présence de carbonates et de sulfates avec traces de chlorure. Les bases trouvées sont : la chaux, la magnésie, et traces de soude et d'ammoniaque.

« L'eau de Thieux versée dans le lait, préalablement chauffé, lui communique son odeur et sa saveur d'œuf, sans mélange de goût étranger, vaseux ou autre.

« Mêlée au vin, l'eau sulfureuse de Thieux n'en altère pas l'apparence, et n'en rend pas la saveur répugnante, en raison, probablement, de l'acide carbonique qu'elle contient.

« En résumé, l'eau sulfureuse de Thieux doit ête

classée au premier rang parmi les eaux sulfureuses froides calciques.

« Elle est rendue plus légère et plus digestible par une notable proportion de gaz acide carbonique, qui permet son mélange au vin.

« Veuillez, Monsieur, agréer mes salutations empressées.

« Docteur HOMOLLE.

« Paris, le 11 juin 1864. »

MODE DE FORMATION ET DE GISEMENT DES EAUX DE THIEUX.

A l'égard du mode de formation et de gisement des eaux de Thieux, on lit dans une note de M. J. François, ingénieur en chef des mines, ce qui suit :

« Les eaux minérales de Thieux, par leur composition et leur mode de provenance, prennent place parmi les sulfureuses calciques du bassin tertiaire parisien, dont les qualités curatives, notamment dans les affections catarrhales des voies aériennes, sont aujourd'hui si appréciées du corps médical.

« Ces eaux émergent des terrains remaniés qui forment la cuvette de la vallée de la Biberonne, affluent principal de la Beuvronne. Ces terrains, d'une époque quaternaire, proviennent du remaniement des formations tertiaires miocènes que l'on observe sur les côteaux de Dammartin et de Montgé.

« Les eaux sulfureuses de Thieux s'étendent au sous-sol de la vallée en nappes sous-jacentes qui y remplissent les couches et les parties perméables aux infiltrations supérieures.

« La nature séléniteuse de plusieurs de ces formations, les matières organiques qu'elles renferment sont ici, comme pour les eaux du bassin parisien, pour celles des Camoëns, de Vacqueiras, etc., etc., les causes afférentes de la composition sulfureuse. »

PROPRIÉTÉS THÉRAPEUTIQUES ET EMPLOI MÉDICAL DE L'EAU DE THIEUX.

Les propriétés thérapeutiques des eaux sulfureuses les rendent, comme on sait, applicables à un grand nombre d'états morbides divers.

Elles ont une efficacité presque spécifique pour combattre la diathèse herpéthique, dont les manifestations sont si variées et si nombreuses.

Leur utilité est tout aussi grande dans le traitement des catarrhes de l'appareil respiratoire.

De cette action toute spéciale on peut rapprocher les effets heureux que les eaux sulfureuses produisent assez souvent chez les phthisiques au premier degré, le catarrhe de la muqueuse respiratoire jouant incontestablement un rôle important dans les premières manifestations de la tuberculose pulmonaire.

Viennent ensuite les rhumatismes, la chlorose, la scrofule, le lymphatisme ; puis diverses maladies chirurgicales, les métrites chroniques, les catarrhes des voies urinaires ; enfin, diverses maladies nerveuses, certaines affections de l'estomac, dyspepsies, gastralgies, l'angine granuleuse, etc.

Tout en tenant compte de l'action spéciale que les sources sulfurées thermales exercent dans le traitement de quelques-unes de ces affections, en raison de leur température, on peut dire que les eaux de Thieux trouvent leur application dans cette longue série de maladies, au même titre que les autres eaux sulfurées d'une composition analogue. Les présomptions déduites de l'analyse chimique ont été soumises maintenant assez souvent au contrôle de l'expérience et de la pratique médicale, pour que l'on puisse formuler à cet égard une opinion motivée. Nous avons sous les yeux les attestations de divers médecins honorables et instruits, et nous leur empruntons quelques citations pour soumettre directement les pièces de conviction à nos lecteurs.

« Les eaux de la vallée de Thieux, disait M. le docteur Labarthe, dans un mémoire adressé à M. le préfet de Seine-et-Marne, sont appelées à occuper un rang très-élevé dans le traitement d'un grand nombre de maladies.

« J'en ai fait usage tout d'abord dans la médication spéciale à opposer à la diathèse herpétique avec profit; j'ai constaté, en outre, des vertus particulières à l'endroit de l'élément catarrhal.

« Je les ai employées avec succès dans les catarrhes chroniques pulmonaires, utérins, cystiques, dans les angines granuleuses et la phthisie au premier degré.

« En dehors des principes sulfureux coexistent d'autres éléments, dont les proportions doivent être prises en considération. Riches en carbonates terreux, qui les rendent alcalines, elles ont une influence marquée sur la sécrétion urinaire, qui, dans leur emploi, devient abondante et limpide. »

L'opinion de M. Dufraigne, médecin très-distingué de Meaux, n'est pas moins explicite :

« D'après la composition des eaux de Thieux, dit-il, il nous est permis d'affirmer qu'elles conviennent dans un grand nombre d'affections diathésiques, et notamment dans les diathèses scrofuleuse, tuberculeuse, rhumatismale et herpétique.

« Par la grande quantité d'acide sulfhydrique libre

qu'elles contiennent, elles se prêteront merveilleusement à ce nouveau mode d'emploi des eaux sulfureuses, nous voulons parler de l'inhalation, et à procurer, par conséquent, de grands avantages dans l'avortement des affections catarrhales des voies respiratoires, telles que la bronchite, la laryngite et les différentes espèces de pharyngites chroniques, etc. »

Le docteur Pinel de Golleville, après avoir rapporté les opinions des médecins que nous venons de citer, ajoute :

« Si, après les opinions de tant de savants, il m'était permis d'émettre la mienne, je dirais que non-seulement l'analyse chimique et l'expérimentation clinique ne laissent plus aucun doute sur la grande valeur thérapeutique de l'eau de Thieux, mais que l'extrême fixité de ses principes minéralisateurs, son goût tout particulier, la grande quantité d'acide sulfhydrique, la facilité de la conserver presqu'indéfiniment sans altération, doivent étendre considérablement le cercle de ses applications. »

Le même médecin s'exprime en ces termes, dans une lettre récente :

« J'aime à le répéter ici, et sans aucune restriction : ces eaux me paraissent tout aussi efficaces que les meilleures eaux sulfureuses connues. Elles ont de plus l'immense avantage de pouvoir subir un *long embouteillage* sans la moindre altération. J'ajoute que, transportées en tonneau, elles conservent toutes leurs propriétés pendant un temps assez long; je les ai employées en bain après plus d'une demi-journée, sans apercevoir le moindre changement, soit dans l'odeur, soit dans leurs autres caractères. Pendant mon séjour à Juilly, je n'ai eu qu'à constater les bons effets de ces eaux, etc. »

« J'ai employé, dit M. le docteur Hubin, de Thomery, les eaux de Thieux dans divers cas. Ordinairement, je les fais prendre aux repas, avec un peu de vin, et quelquefois le matin et le soir avec du lait, chez les malades qui ne peuvent boire de vin. Ces eaux sont très-goûtées des malades, qui les boivent non-seulement sans répugnance, mais, je pourrais dire, même avec plaisir après quelques jours d'usage.

« Quant aux résultats thérapeutiques obtenus, voici ce que j'ai observé :

« Huit phthisiques (phthisie pulmonaire au premier degré) ont éprouvé un notable soulagement après avoir bu les eaux de Thieux, à la dose d'une bouteille environ par jour pendant un mois. Chez cinq de ces malades, la série des moyens usités en pareil cas avait été employée jusqu'alors sans résultat. L'amélioration, sous l'influence des eaux de Thieux, s'est soutenue pendant quelques mois chez les cinq malades précités, qui ont fini par succomber à des accidents divers, malheureusement trop fréquents dans cette maladie.

Deux autres malades sont encore en traitement et, depuis 8 à 10 mois, se soutiennent dans une situation satisfaisante. Le dernier malade enfin, enfant de 14 ans, est le plus intéressant, parce que chez lui aucun autre moyen n'a pu être employé à cause de son indocilité. L'eau de Thieux, qu'il prend avec plaisir, a fait merveille. Malade depuis dix-huit mois, il a été atteint de tous les accidents qui constituent la première période de la phthisie. Il a supporté l'hiver sans trop de peine, et des hémoptysies assez fréquentes, qui existaient l'an dernier, n'ont pas reparu depuis huit mois. Il continue sans interruption l'usage de l'eau de Thieux et tout fait espérer une guérison complète.

« J'ai employé aussi les eaux de Thieux dans la bronchite chronique, la bronchorrhée surtout, avec quelques résultats heureux.

« Enfin, j'ai obtenu également quelque amendement dans les symptômes de quelques affections herpétiques (lichen, eczema). »

OBSERVATIONS.

TUMEURS ET CONGESTIONS HÉMORRHOÏDALES.

M. L..., 40 ans, constitution puissante, tempérament bilio-sanguin, vie sédentaire, constipation habituelle. Tumeurs hémorrhoïdales irrégulièrement périodiques avec écoulement sanguin pendant et après l'expulsion des matières fécales, éprouvant à leur passage de vives douleurs. Cet état qui dure depuis plus de deux ans, rend le malade triste et irritable. Depuis deux mois, juin 1863, le malade fait usage, trois fois par jour, d'un verre d'eau de Thieux. Dès les quatre premiers, les évacuations alvines devinrent plus faciles, les matières plus délayées. Les douleurs et l'écoulement de sang disparurent bientôt. Aujourd'hui, 20 novembre 1863, toutes les fonctions s'exercent bien et M. L..... jouit d'une santé parfaite.

Dans quelques cas analogues, lorsque l'eau de Thieux se trouve insuffisante pour produire facilement des selles, j'ajoute, par litre d'eau minérale, dix grammes de tartrate acidulé de potasse. Edulcorée avec un peu de sucre, cette boisson est agréable au goût.

Mlle .... des environs de Paris, âgée de 20 ans, vint me consulter, le 16 avril de cette année. D'une bonne constitution, elle n'a jamais été malade. Toutes ses fonctions s'exercent bien. Depuis six mois il s'est manifesté sur le dos de la main droite une éruption de papules lichénoïdes. Dans les commencements, Mlle... éprouva de vives démangeaisons ; deux mois ou environ, après son apparition, la peau devint sèche, rugueuse et dure. Dès le 17 avril, Mlle.... fut mise à l'usage de l'eau de Thieux *intus et extra.* Après six semaines de traitement il ne resta plus trace de la maladie.

En définitive, l'utilité des eaux de Thieux, dans un grand nombre de maladies, est aujourd'hui un fait définitivement acquis à la science et à l'art. Les travaux ultérieurs pourront sans doute spécifier plus exactement quelques indications, mais ce que nous savons aujourd'hui est suffisant pour que les médecins puissent compter ces eaux parmi leurs plus précieuses ressources. Nous les recommandons spécialement à l'attention de nos confrères de Paris, auxquels il sera d'ailleurs facile de se rendre sur les lieux et de juger par eux-mêmes.

TABLE DES MATIÈRES.

Meaux. — Imp. Jules Carro.

www.ingramcontent.com/pod-product-compliance
Ingram Content Group UK Ltd.
Pitfield, Milton Keynes, MK11 3LW, UK
UKHW012302240726
13966UKWH00004B/1571